Dayana Padrón Fumero
Carlos Alberto López Hernández
Noidel Gómez Fadraga

EL ADULTO MAYOR

Dayana Padrón Fumero
Carlos Alberto López Hernández
Noidel Gómez Fadraga

EL ADULTO MAYOR

Factores de riesgo de la calidad de vida geriátrica

Editorial Académica Española

Imprint
Any brand names and product names mentioned in this book are subject to trademark, brand or patent protection and are trademarks or registered trademarks of their respective holders. The use of brand names, product names, common names, trade names, product descriptions etc. even without a particular marking in this work is in no way to be construed to mean that such names may be regarded as unrestricted in respect of trademark and brand protection legislation and could thus be used by anyone.

Cover image: www.ingimage.com

Publisher:
Editorial Académica Española
is a trademark of
International Book Market Service Ltd., member of OmniScriptum Publishing Group
17 Meldrum Street, Beau Bassin 71504, Mauritius
Printed at: see last page
ISBN: 978-620-3-03606-0

ÍNDICE

INTRODUCCIÓN

El envejecimiento del organismo humano es un proceso individual y colectivo a la vez que se produce, pero es muy condicionado por la sociedad, por la calidad de vida y por los modos de vida, el remedio entonces es, darles el rol que les corresponde. (Programa de Atención Integral al Adulto Mayor,2009),(JIMÉNEZ,2014).En las sociedades que envejecen a ritmo creciente, promocionar la calidad de vida en la vejez es el reto más inmediato de las políticas sociales. El creciente aumento de la esperanza de vida, el descenso sin precedentes históricos de la tasa de natalidad, los cambios en la estructura, en el tamaño, en las formas en la familia, los cambios en el status de las mujeres, la reducción creciente de las tasas de actividad laboral entre las personas de cincuenta y cinco y más años, han convertido el envejecimiento de la sociedad en una cuestión de máximo interés. Son muchas las consecuencias de todos esos procesos, tanto a nivel macro social como en las experiencias individuales. Cómo dar sentido a la vida tras una jubilación llegada en muchas ocasiones de forma anticipada e imprevista, cómo hacer frente al mantenimiento de un hogar en ocasiones con hijos dependientes- con una pensión, cómo enfrentarse a la enfermedad crónica y a la dependencia de uno o más miembros ancianos de la familia. Son sólo algunos temas que necesitan un abordaje teórico y práctico responsable y riguroso. (VALDIVIA LAMA, 2015)

La sociedad se encuentra ante nuevos retos para los que necesita instrumentos nuevos. Se requiere un concepto nuevo de solidaridad entre las generaciones y entre los distintos grupos, en un mundo cada vez más complejo, más inseguro, más indeterminado.(CHAN E, 2014).En la actualidad son muchas las personas en el mundo que dedican su esfuerzo y estudio a lo que podría denominarse como la nueva cultura de la longevidad. En realidad, es el intento de vivir más y en mejores condiciones físicas, sociales y mentales, producto que el avance social está orientado hacia esa dirección: buscar un modelo de envejecimiento competente en un sentido útil y productivo, capaz de fortalecer desde un punto de vista genérico de la salud su calidad de vida. (TOLEP K,2012),(DEBIGARÉ R,2014).

La calidad de vida en la vejez tiene que ver con la seguridad económica y con la inclusión social que se asegura por medio de infraestructuras de apoyo y redes sociales. Todo ello promoverá la participación de las personas de edad como miembros activos de la comunidad, una de cuyas funciones puede ser transmitir sus experiencias a las generaciones más jóvenes, al tiempo que comprenden su estilo de vida y los desafíos que les son propios. Todo ello en una sociedad inmersa en procesos que la llevan también a ella a aprender a envejecer. (PITTA F,2012),(BARNATO AE,2011).

Además, esta entidad en la vejez implica necesariamente el apoyo social y familiar a las personas que desean continuar viviendo en la comunidad, ser cuidadas en familia, para poder seguir haciéndolo, al tiempo que siguen desarrollándose todas sus potencialidades hasta el último momento. Eso conlleva el apoyo material y afectivo a los familiares que, con distintos grados de implicación, participan en la acción de cuidar. Según la OMS, la calidad de vida es: "la percepción que un individuo tiene de su lugar en la existencia, en el contexto de la cultura y del sistema de valores en los que vive y en relación con sus objetivos, sus expectativas, sus normas, sus inquietudes. Se trata de un concepto muy amplio que está influido de modo complejo por la salud física del sujeto, su estado psicológico, su nivel de independencia, sus relaciones sociales, así como su relación con los elementos esenciales de su entorno".(ROIG M,2013).

Es necesaria la solución del problema por cuanto se tienen muy pocos conocimientos sobre el comportamiento de los factores de riesgo de la enfermedad en pacientes de montaña.

La novedad científica está dada por el hecho de que el estudio se realizará, por primera vez, en pacientes de montaña en Florencia.

El problema científico es: ¿Cuáles son los factores de riesgo de la calidad de vida geriátrica?

Objetivo General: Determinar los factores de riesgo de la calidad de vida geriátrica de pacientes del Consultorio No. 5 de Tamarindo.

Objetivos Específicos

1. Identificar factores de riesgo de la calidad de vida geriátrica atendiendo a: edad, sexo, actividad física, alimentación, régimen de descanso , hábitos tóxicos y enfermedades asociadas.

MARCO TEÓRICO

Conforme las personas envejecen, la salud se posiciona como requisito básico y fundamental para mantenerse activo y, por ende, salvaguardar el nivel de autonomía. Es decir, a medida que el desgaste del organismo y las enfermedades vayan ganando terreno; la estima por la salud irá cobrando protagonismo en la escala de valores del individuo, cuando pone a examen su calidad de vida. En definitiva, la salud entre los mayores se sitúa en el centro de sus preocupaciones, y será entendida como un estado que se encuentra determinado no solamente por la edad, sino también por sus condiciones sociales y los procesos de socialización propios de su entorno. Por tanto, la conceptualización de la salud como indicador de calidad de vida en el mayor tendrá también un carácter multifactorial (BALAMI JS,2015). Además, no nos podemos olvidar de la importancia del contexto en el que se desenvuelve el individuo; el cuál va a suponer, por un lado, un aporte continuo de estímulos y situaciones a las que responder y hacer frente, y por otro, una serie de características propias de ese entorno, que influirán en el modo de proceder del sujeto. En el trabajo que se presenta a continuación, se trata de analizar la relación que existe entre la salud (objetiva y subjetiva/percibida) y la calidad de vida, en un grupo de mayores institucionalizados. Es decir, lo que se pretende no es otra cosa que valorar la influencia de uno de los componentes substanciales de la calidad de vida (la salud), en una población concreta (adultos mayores de 65 años); y, todo ello, en un contexto determinado por características propias que lo diferencian de otros entornos posibles (residencia o institución geriátrica).

La calidad de vida se define como un estado de bienestar físico, social, emocional, espiritual, intelectual y ocupacional que le permite al individuo satisfacer apropiadamente sus necesidades individuales y colectivas. La calidad de vida es un complejo concepto cuya definición operacional y dimensional resulta francamente difícil. No obstante, hay acuerdo en cuanto a la necesidad de abordarla desde una dimensión subjetiva, es decir, lo que la persona valora sin restringirla a la dimensión objetiva (opinión de otras personas o terceros) porque lo fundamental es la percepción propia. (KATSURA H,2014),(RENNARD & FARNER,2013),Los grandes estudiosos de la calidad de vida conciben la importancia de la valoración subjetiva. Sin embargo, usualmente las propuestas dirigidas a las personas mayores se orientan hacia una evaluación de los efectos que producen sobre esta los medicamentos o la enfermedad. La población cubana envejece y decrece en términos absolutos, lo cual constituye un reto para mantener la equidad, lograr las transformaciones sociales y hacer sostenible el proceso socialista. Este fenómeno social, presente y perspectivo, ha sido enfrentado fundamentalmente por los sectores de la salud, así como de la seguridad y la asistencia social. El Programa de Atención Integral al Adulto Mayor en instituciones sociales se instauró en 1985, con criterios de enfoque integral, de equipo multidisciplinario, donde se realiza una evaluación multidimensional en los aspectos biológico, psicológico y social, con elementos de promoción, prevención, asistencia y rehabilitación. Este incluye 3 subprogramas con esferas de acción complementarias:

- Atención comunitaria: es el más extenso y complejo. Sus acciones tienen como objetivo garantizar que los adultos mayores se mantengan en sus domicilios, donde desarrollan su existencia y envejecimiento.

- Atención hospitalaria: establece regulaciones necesarias para brindar atención óptima a los adultos mayores enfermos que requieren ingreso hospitalario y tiene como premisa la geriatrización de los servicios.

- Atención institucional: norma el funcionamiento de las denominadas instituciones sociales, como los hogares de ancianos y las casas de abuelos.

Su objetivo central es asegurar una calidad de excelencia en los servicios recibidos y el retorno al medio familiar en cuanto sea posible, según establecen los principios de la especialidad de geriatría que defiende la permanencia del adulto mayor en su domicilio como lugar natural de su existencia.

El subprograma de atención institucional incorpora los adelantos científico-técnicos actuales en el campo de la gerontología y la geriatría, dotado de carácter integral y multidimensional, diferenciado en cualquier territorio del país.

Estas instituciones sociales presentan 2 alternativas de atención al adulto mayor: interna y seminterna o diurna.

• Interna: Adultos mayores con situación social crítica.

-Ventajas

a). Equipo multidisciplinario de atención geriátrica a tiempo completo.
b). Diagnóstico de todos los problemas de salud del adulto mayor.
c). Atención sistemática e integral en búsqueda de la longevidad satisfactoria.
d). Nutrición balanceada y asegurada.

e). Socialización del adulto mayor al incorporarse a la comunidad terapéutica.
f). Compensación de las carencias afectivas, por disfunción familiar, con las que ingresa el anciano.

-Desventajas

a). Institucionalización del adulto mayor que no contribuye a su autonomía real al tener que regirse por un reglamento y un horario establecido por el equipo multidisciplinario y la administración.

b). Tendencia a la depresión por abandono familiar
c). Carencia de algunos servicios de interconsultas relacionados con especialidades médicas y de diagnóstico.
d). Necesidad permanente de transporte sanitario.

• Seminterna o diurna: adultos mayores con validez física y mental, así como situación social desventajosa.

-Ventajas
a). Rehabilitación integral del adulto mayor con validez

b). Cuidado diurno del adulto mayor con atención afectiva.
c). Equipo multidisciplinario de atención geriátrica del área de salud.
d). Atención sistemática e integral para la búsqueda de la longevidad satisfactoria.
e). Nutrición balanceada y asegurada

-Desventajas
a). Retorno al medio familiar por discapacidad o rehabilitación.
b). Aislamiento del medio familiar con el adulto mayor.
c). Algunos servicios médicos y de diagnóstico están en las áreas de salud y el anciano tiene que trasladarse a estos.

La cantidad de años ganados se puede medir con relativa facilidad, pero la calidad es una categoría psicológica que expresa el grado de satisfacción individual y social respecto al bienestar de procesos complejos, difíciles de cuantificar y que reflejan estados internos del individuo y sus relaciones con su entorno. Al conceptuar la calidad de vida se impone tratar la secuencia del comportamiento humano, que va desde sus necesidades, motivos, deseos, motivación, creencias, valores, normas, actitudes y consecuencias, y se resumen en sus experiencias vividas, por lo cual al tratar de medirla se deben utilizar instrumentos multidimensionales. (LÓPEZ AD,2012).

Las distintas medidas basadas en el tiempo para evaluar los años de vida y la utilidad de salud, se denominan años de vida ajustados a la calidad, donde utilidad de salud es el valor (preferencia) que se asigna a la calidad de la vida asociada con un estado de salud particular. Generalmente esta toma un valor entre 0 y 1 (0 representa la muerte y 1 la salud perfecta). Si bien, el problema de aislamiento y de soledad en los adultos mayores es de vital importancia al momento de la toma de decisiones de tipo fisiológico, psicológico y social, también es importante no sobredimensionarlo. En tanto, la relación entre socialización y vejez, se puede definir como un proceso que constituye al sujeto, este proceso se inicia con la concepción y termina con la muerte, tiene relación con la internalización de la realidad, la interiorización de normas, creencias, valores, la constitución de concepciones del mundo y la identificación con agentes y figuras socializadoras. Así, durante el proceso de envejecimiento y de acuerdo con el contexto socioeconómico e histórico cultural, cada individuo construye una imagen de si mismo, de su familia, de la sociedad, que a su vez puede diferir de otros, debido a diferencias familiares o de clase social. En donde, cada persona es tan vieja como se siente así mismo, pero a la luz de la actitud de la sociedad o de los que los rodean, es decir, tiene un componente subjetivo, solo el mismo adulto mayor que se encuentra institucionalizado puede precisarlo. Al envejecer, es relevante destacar como característica importante, la disminución de los contactos sociales, solo lazos estrechos con los convivientes, algunos vecinos y amigos. En general, sus actividades sociales se reducen al ambiente social o religioso, como cumpleaños y funerales.(MEDINA C,2015)

Esa disminución de los contactos con otras personas, puede deberse a la separación de los hijos y de otros miembros de la familia, bien sea, por alteraciones en la capacidad funcional o por motivos culturales (conflicto generacional). También, ocurre con más frecuencia por la pérdida del rol laboral que implica no estar asociado a un grupo de personas o puede darse por la disminución de la agudeza visual o auditiva que afecte significativamente sus relaciones en diferentes escenarios sociales. Así mismo, pueden disminuir los contactos sociales por la muerte, la enfermedad o la emigración de alguien muy querido, ya sea el esposo(a) o los hijos, lo que los convierte en personas desoladas. A ello, se adicionan factores de tipo socioeconómico y demográfico, tales como un menor nivel de educación, una menor disponibilidad de recursos económicos, vivir solo, no tener familia o ser abandonados por parte de ésta, que contribuyen a que el adulto mayor se sienta aislado y sin apoyo de su grupo social. La familia es un grupo primario que funciona como agente de socialización y es fundamental para el desarrollo del ser humano. La relación entre sus miembros la es directa, íntima y personal, por ello, la calidad de las relaciones es más intensa que en cualquier otro contexto. La familia como sistema relacional, articula sus miembros entre sí y supone un punto de encuentro entre las necesidades individuales y las instancias sociales. Se debe pensar en ella como un ente vivo, que sufre transformaciones y cambios en la que se da un doble proceso de continuidad y crecimiento, que permiten su desarrollo como un conjunto que preserva a la vez la individualidad de sus miembros y es allí donde se debe ubicar al adulto mayor.

Calidad de vida del adulto mayor', según Velandia (1994) es "la resultante de la interacción entre las diferentes características de la existencia humana (vivienda, vestido, alimentación, educación y libertades humanas); cada una de las cuales contribuye de diferente manera para permitir un óptimo estado de bienestar, teniendo en cuenta el proceso evolutivo del envejecimiento, las adaptaciones del individuo a su medio biológico y psicosocial cambiante, el cual se da en forma individual y diferente; adaptación que influye en su salud física, fallas en la memoria y el temor, el abandono, la muerte, la dependencia o la invalidez"(FUNDACIÓN NOVARTIS,2014).

Krzeimen (2001) sostiene también que la calidad de vida del adulto mayor se da en la "medida en que él logre reconocimiento a partir de relaciones sociales significativas; esta etapa de su vida será vivida como prolongación y continuación de un proceso vital; de lo contrario, se vivirá como una fase de declinación funcional y aislamiento social del adulto mayor" (Roca Goderich, Reinaldo, 2002).

Según Martín (1994), otro elemento significativo en la calidad de vida del adulto mayor es que él siga teniendo una participación social significativa, la misma que para el autor "consiste en tomar parte en forma activa y comprometida en una actividad conjunta, la cual es percibida por el adulto mayor como beneficiosa" (BALAMI, S.M, 2016).

Eamon O'Shea (2003) sostiene que "la calidad de vida del adulto mayor es una vida satisfactoria, bienestar subjetivo y psicológico, desarrollo personal y diversas representaciones de lo que constituye una buena vida, y que se debe indagar, preguntando al adulto mayor, sobre cómo da sentido a su propia vida, en el contexto cultural, y de los valores en el que vive, y en relación a sus propios objetivos de vida" (HTTPS://ES.WIKIPEDIA.ORG/WIKI/).

Por lo expuesto el significado de la calidad de vida del adulto mayor debe ser abordado desde el enfoque cualitativo; que, según Taylor (1996), mencionado por Rodríguez, "es una categoría de diseños de investigación que extraen descripciones a partir de observaciones (...) por narraciones, notas de campo, grabaciones, inscripciones de audio, registros escritos de todo tipo (...) parte de la realidad concreta y de los datos que esta le aporta, sirven para llegar a una teorización posterior, a través del análisis e interpretación de la información y su comprensión" (http://www.goldcopd.org ,2014).

Straus refiere "las personas son el producto de su cultura, el tiempo en el que viven, el género, la experiencia y la educación dentro de un contexto" (HTTP://GOLDCOPD.ORG/UPLOADS/USERS/FILES/GOLD,2015).

Si se toma en cuenta las variables que involucran la perspectiva subjetiva de la calidad de vida se entenderán de la siguiente forma: autonomía que estará definida como capacidad funcional y se describe como la posibilidad del adulto mayor de poder o no realizar actividades básicas e instrumentales, el soporte social que se refiere a las estrategias (prestar ayuda, colaboración) que permiten relacionarlos con los demás y la salud mental el cual involucra el grado de armonía psicoemocional presente en el adulto mayor y la actividad física recreativa como la satisfacción y la disponibilidad del abuelo para la realización de dichas actividades.(CONNOLLYMJ,2015) En este sentido, las variaciones en el cuidado familiar de las personas mayores puede entenderse, desde las modificaciones sociales que se han venido produciendo en los últimos 50 años y que han supuesto transformaciones importantes en el sistema de vida familiar; cambios que han afectado el nivel de vida y la atención de los miembros que los componen. En las últimas décadas respecto a la familia se puede destacar: La modificación de la posición de las mujeres en la sociedad con su participación en el ámbito público y laboral; reducción en el tamaño de la familia con tendencia hacia el modelo nuclear; aumento de la esperanza de vida y baja natalidad. Ahora, aunque algunas de las necesidades de la familia (educación, curación de la enfermedad, cuidado de los adultos mayores...), las cubren organizaciones que son ajenas a ellas, las decisiones básicas que se siguen tomando en el seno de la misma. Las familias deciden a que colegio asistirá su hijo o si es conveniente institucionalizar a un miembro de la misma para su cuidado. Se escucha muy a menudo una polémica que surge de la cuestión de si el adulto mayor está mejor atendido en casa o en una institución. Para lo cual, hay diversos puntos de vista. Y muchas valoraciones a hacer, quedando la posibilidad dicotómica de "sí" o "no" descartada por completo. No se trata de si o no, quizás, el lema más apropiado sea "En casa mientras sea posible, en la institución cuando sea necesario". (HTTP://WWW.GOLDCOPD.ORG,2013)

Además, es de reconocer que en muchas ocasiones el adulto mayor puede tener una mejor calidad de atención en una institución que en su hogar, donde por roles laborales, la familia o convivientes no puede atenderlo, también puede ocurrir agobio para el manejo, debido a la presencia de una enfermedad degenerativa o discapacitante. Y en tal caso, lo visitan en el ambiente institucional, en algunos casos los llevan por temporadas a su entorno familiar. Pero, aunque no exista una circunstancia así, llevar a un adulto mayor para su cuidado a una residencia, supone una responsabilidad que pesa en los familiares y puede acarrear una serie de problemáticas de orden psicológico: encomendar el cuidado el adulto mayor a una institución, es conceptuado por muchas personas como un afán de descargarse egoístamente. En la actualidad, con todos los recursos de que se dispone en atención y servicio social, muchos de los problemas que se argumentan sobre la necesidad de institucionalización del adulto mayor se justifican con base en el imaginario social sobre la vejez. Resulta difícil luchar contra este estereotipo, que genera determinadas actitudes prejuiciadas y, que además, no se fundamenta en hechos, sino en la ignorancia y la deformación que produce una visión sesgada sobre la vejez13. En los países en los que la jubilación se produce a edades tempranas, los jubilados suelen tener buena salud y tiempo suficiente para dedicarse a las actividades que prefieren y propenden.

Sin embargo, cuando se pregunta de manera abierta a la gente sobre su calidad de vida, lo primero que se percibe es que esta consiste en algo diferente para cada cual: los aspectos materiales son los más relevantes para unos, mientras que para otros tiene mayor importancia estar rodeado por aquellos a quien se ama; en ocasiones se identifica calidad de vida con felicidad y otras veces con una especie de equilibrio entre las aspiraciones y los logros. Sobre este último aspecto hay bastante consenso, pues lo que falta todavía por alcanzar suele estar presente en la mente de las personas, dotando a la calidad de vida de cierta provisionalidad que trasciende el momento actual. Otros problemas del entorno son mucho más determinantes en general para las personas que residen en centros geriátricos. De esta manera, los autores tienden a orientar los componentes (bienestar general, problemas emocionales, situación funcional, cáncer, enfermedades terminales, problemas cardiovasculares, etc.), hacia los problemas/síntomas esperados en una determinada situación específica, lo que añade dificultad para la comparación de los resultados y validez de los estudios, y ha provocado que la cantidad de herramientas de medida sea tan sumamente variada como poco eficaz. (CHAN ED,2016)

Bienestar se ha identificado con "desarrollo económico", "con la riqueza familiar o individual", "con el nivel de vida", "con el estado de salud", "con la longevidad individual", con la calidad y cantidad de los "servicios médicos", con los "ingresos o salarios" con "la satisfacción de necesidades y deseos "y con la existencia de la llamada "felicidad", elementos todos que individual o conjuntamente pueden ser sentimientos transitorios y que se traducen en calidad de vida como expresión del bienestar. (HTTP://WWW.WHO.INT/MEDIACENTRE/FACTSHEETS/FS315/ES/2017)

En varias publicaciones e investigación sobre el tema y sobre otros aspectos de evaluación psicosocial, se consolida toda la teorización general y resalta como actualmente todos los planes y programas de servicios sociales dirigidos a los mayores y a otros grupos poblacionales tienen como objetivo incrementar la calidad de vida para alcanzar el estado de bienestar. Se enfatiza teóricamente y con aplicación en la práctica en la especificidad de este concepto en las personas mayores, que aunque mantienen aspectos comunes con otros grupos poblacionales, tienen otros factores importantes que inciden en los ancianos como es la autonomía. Rechaza la igualdad que algunos autores han querido dar a la calidad de vida con el estado de salud del individuo y concreta en la multidimensionalidad con factores personales tales como salud, habilidades funcionales, relaciones sociales, actividades de ocio y satisfacción y factores socio ambientales: apoyo social, condiciones económicas, servicios de salud y sociales, calidad del ambiente y aspectos culturales. (PITTA,T,2014)

La calidad de vida ha sido estudiada desde diferentes disciplinas. Socialmente tiene que ver con una capacidad adquisitiva que permita vivir con las necesidades básicas cubiertas además de disfrutar de una buena salud física - psíquica y de una relación social satisfactoria. Los investigadores con orientación clínica suelen definirla en términos de salud y de discapacidad funcional. De una forma u otra, los factores sociales, individuales relacionados con el nivel de vida son los que determinan la calidad de vida de este grupo poblacional y mejorara en la medida que ellos como un todo funcionen y se integren, la salud y la satisfacción juegan un papel primordial donde se pueda lograr una calidad de vida ajustada a la esperanza de vida.(S. ALLEN,P,2012) La calidad de vida descansa en un eje objetivo - subjetivo de variables, y en la tercera edad debe ser ajustada a la esperanza de vida, de lo contrario se convertiría en un incremento de la esperanza de la incapacidad; cuando, la tarea central de la ciencia actual es retrasar el momento en que aparece la incapacidad del anciano, y lograr un nivel de vida estable.

Los indicadores socioeconómicos y medioambientales constituyen el sustento elemental de la calidad de vida. En las edades geriátricas se consideran entre otros los indicadores económicos (valorando los ingresos y la suficiencia de los mismos para satisfacer las necesidades básicas, el índice de carestía de la vida), habitacionales(índice de afectación a la vivienda, el hacinamiento, la disponibilidad de equipos electrodomésticos), medioambientales (índice de cobertura de agua potable), educacionales (índice de alfabetismo), la integración social (índice de hogares con desintegración social y el índice de participación comunitaria) y la disponibilidad de servicios (Salud, comedores de abuelos, asistencia social, círculos de abuelos y la Universidad del adulto mayor)

Si bien es cierto que los indicadores socioeconómicos y medioambientales son importantes, y que como ser humano resultan imprescindibles un conjunto de condiciones básicas para garantizar la vida y la calidad de la misma, las investigaciones al respecto han demostrado que no son precisamente estos factores los que desempeñan un papel preponderante en la percepción de la calidad de vida en los adultos mayores. En este sentido es conveniente señalar que los indicadores objetivos son insuficientes para comprender y evaluar la calidad de vida, pues es un fenómeno de fuerte carga psicológica, un concepto fundamentalmente valorativo, en el cual las condiciones objetivas se refractan a través de las aspiraciones, expectativas, de las referencias vividas y conocidas, necesidades y valores de las personas, sus actitudes, y es a través de este proceso que se convierte en bienestar subjetivo.(D.M. MANNINO,2013)

Por ello es tan importante para mejorar realmente la calidad de vida de las personas, y en especial de los ancianos, profundizar en el estudio de la salud y el bienestar subjetivo.

"La salud como otro indicador importante de la calidad de vida, en las edades geriátricas debe ser entendida en términos de salud funcional, es decir, la posibilidad que tiene el anciano de realizar las actividades de la vida diaria (Comer, bañarse, vestirse, entre otras) y tareas que en general él se trace en función de sus capacidades, permitiéndole esto atenderse a sí mismo y desarrollarse dentro de la familia y la sociedad".(R. KESSLER,E,2014)

Así la medición de la funcionalidad lleva a la comprensión acerca del curso de la salud y puede evaluarse en tres esferas: física, psíquica y social, ofreciendo una comprensión de la salud más allá de la presencia de signos y síntomas de enfermedad. El tercer indicador de la calidad de vida, a nuestro juicio el más importante es el bienestar subjetivo, con el cual hacemos alusión a la valoración que tiene la persona de su propia vida, sobre todo desde dos dimensiones fundamentales: la satisfacción con la vida y el predominio de afectos positivos. (R. KESSLER,E,2013) .Es por ello que aunque envejecer es un proceso que todos realizamos naturalmente, también es cierto que podemos y debemos aprender a hacerlo, preparándonos para el impacto que ocasiona en nuestras vidas.

El hecho de apropiarnos de estilos de vida saludables, implica la realización de actividades físicas desde temprana edad y durante toda la vida, una nutrición adecuada, entornos saludables y la planificación para el tiempo de ocio, lo cual se revierte en incontables beneficios para la salud física y psíquica. La forma en que cada persona envejece y los estilos que adopta, responden en gran medida a la responsabilidad individual, por lo que estamos abocados a proporcionarnos una vida activa como una forma de conservar y/o recuperar nuestras capacidades mediante una serie de actividades físicas, deportivas y recreativas.

La actividad física produce beneficios para la salud, ya que favorece al aparato locomotor, al sistema cardiorespiratorio y al área psíquica, por lo que se convierte en el arma más eficaz para luchar contra el envejecimiento patológico, produciendo relajación psicológica, alegría, confianza en sí mismo y previene de trastornos orgánicos y funcionales.(A.M. YOHANNES,2015) La práctica cotidiana nos ha demostrado que los ancianos, aunque portadores de una u otra patología, tienen en sus manos el poder de elegir de que forma vivir esta etapa: pueden optar por los estereotipos sociales que perciben al abuelo como un ente pasivo, destinado a las labores domésticas y al cuidado de los nietos cuando más, o por el contrario, romper con estas tradiciones limitantes, y optar por el envejecimiento exitoso, que significa vivir con y para los otros, pero sobre todo para sí mismos, de una forma activa y enriquecedora, vivir una vida plena.

De manera general se considera que para estudiar la calidad de vida en los gerentes es necesario partir de las características evolutivas de la etapa, y atender a los indicadores socioeconómicos y medioambientales, a la salud funcional y al bienestar subjetivo, siempre desde la percepción del anciano, pues el mismo constituye el referente más acertado de su propia calidad de vida. La determinación conceptual de Valores Humanos, debe partir del propio concepto de valor y su relación con la valoración y un segundo elemento, qué significa "lo humano". Desde posiciones dialéctico materialistas todas se refieren al fenómeno de las relaciones sociales, pero de modo declarativo. De ahí que, asalte la duda ¿qué elementos de las relaciones sociales?, ¿qué determina el que dichas relaciones sociales tengan un significado positivo para el hombre?

Es el contexto social mundial, el abismo de desigualdad que separa a pueblos y naciones completas. Por tanto, se puede hablar de valores humanos universales, pero ¿significan por su contenido aplicables para todo el planeta?, ¿Pueden ser asumidos en la educación, en la formación de la personalidad de la misma manera en Cuba que en otras latitudes, valores humanos tan indistintamente tratados hoy como la democracia, la tolerancia y la autonomía?.

Los valores desde la óptica de las ciencias de la educación y en correspondencia con la labor educativa se definen como la…"significación positiva que poseen los objetos, fenómenos y procesos de la realidad objetivo-subjetiva del ser humano en el contexto de sus relaciones sociales, que permiten el perfeccionamiento y desarrollo de sus capacidades y cualidades y la realización de sus potencialidades en función del progreso social."(R. MAHADEVA,2005)

Así a la educación en valores le es necesario e importante el andamiaje teórico y metodológico científicamente argumentado para lograr sus propósitos en correspondencia con el encargo social de cada generación en un momento histórico concreto y bajo determinadas condiciones socio económico y políticos culturales. Consideramos que por el desarrollo actual de la sociedad, existe la necesidad de dirigirse a la conformación de un sistema de valores humanos esenciales que expresen el significado social de la realidad que caracteriza nuestro tiempo, y que se relacione con el sistema de valores que identifiquen a la comunidad, tomando como unidad la significación socialmente positiva del proyecto social que se desarrolla en Cuba. Esto a su vez permitirá reconocer el influjo de significaciones socialmente negativas que la propia realidad (tanto nacional como la proyectada desde el extranjero) proporciona a los individuos allí donde realizan vida común. En este contexto el criterio de oposición a manifestaciones que no concuerdan en esencia con los intereses de la comunidad es impostergable, hacerle frente a los antivalores o valores negativos se hace necesario.

Por el contrario, no tiene igual significado el que se reconozca un sistema de valores sociales, institucionalizados por la actividad humana y que responde al ideal de un proyecto social democrático y participativo. La reflexión valorativa se sustenta en la capacidad de valoración que implica elegir o asumir entre diferentes opciones en el ámbito de la vida humana, es el desarrollo de una serie de dimensiones, capacidades y habilidades que facilitan el incremento progresivo, del autoconocimiento, la autonomía y autorregulación, capacidad de diálogo para transformar el entorno, comprensión crítica, empatía y perspectiva social.

La Educación en Valores Humanos podemos definirla como el proceso de formación de la personalidad capaz de asimilar la realidad natural y social en un sentido positivo y en pos del progreso humano, en otras palabras: educar, preparar, formar al individuo en función de la valoración positiva de la realidad en un sentido critico y responsable, creador y transformador.(M. OLLERO,2011).

Los requerimientos para la instrumentación de un proyecto de intervención o de transformación en una comunidad parte de conceptualizar qué se entiende por comunidad, ya que su correcta comprensión es la base sobre la cual se ha de emprender el proceso a desarrollar.

Existen muchas definiciones de comunidad pero es aplicable aquella que señala de modo especial su existencia como grupo humano con relaciones e interacciones mantenidas en el tiempo de convivencia en un espacio territorialmente determinado, con vínculos estables entre sus miembros, asociados a los problemas de la vida cotidiana, lo que les desarrolla un conjunto de intereses, necesidades, aspiraciones, y valores comunes, con una memoria histórica compartida y con sentido de pertenencia variable que se sustenta en tareas y acciones comunes. Además esta unidad posee un marco sociopolítico que la estructura y organiza y que, al mismo tiempo la vincula con sistemas organizativos superiores.

La operacionalización de este concepto en el marco de las funciones del actor que desarrolla acciones encaminadas al desarrollo y transformación de las comunidades conduce a precisar cuatro dimensiones a tener en cuenta: Población, territorio, demandas y recursos. Es importante, por tanto, no despreciar ese escenario protector, íntimo e indispensable en el cual todo sujeto adquiere su cultura, sus raíces, su identidad y un modo peculiarmente cercano de solidarizarse con sus semejantes, por el alto costo que ello representa para la cohesión de la estructura social y para la adecuada socialización de las futuras generaciones(G. GALINDO,2013, M.V. CASTELL,2012).Al respecto es menester expresar como los acontecimientos de los años 90 ocurridos en los países que conformaban el excampo socialista y su repercusión en Cuba, representó una crisis en el orden económico y fue enfrentada con una sabia política, llamada Período Especial, como estrategia para mantener y preservar las principales conquistas del socialismo en el país. En este período se gestó, con carácter de necesidad, múltiples iniciativas en el ámbito comunitario, se fomentaron los proyectos de intervención en las comunidades buscando las transformaciones desde el interior de las mismas y con una real participación con carácter resolutivo de los pobladores y con las instituciones y organizaciones sociales, que aunaron esfuerzos en aras de minimizar los efectos negativos de la crisis.

En este período fue constituido el Grupo Ministerial para el Trabajo Comunitario de la República de Cuba, el cual aportó, en sus lineamientos de trabajo, una contribución importante al desarrollo perspectivo de los proyectos comunitarios. El trabajo comunitario es hoy a escala internacional, un obligado proceso alrededor del cual se tejen innumerables reflexiones, debates y discusiones. En Cuba, después del triunfo de la Revolución surgieron positivas posibilidades para su extensión y desarrollo, sin embargo, no es hasta la década del 90 donde se evidencia el papel del trabajo comunitario como necesidad vital y objetivo estratégico.

Es de destacar como los especialistas e investigadores aportaron resultados al fortalecimiento de este. Así tenemos como en la Provincia de Camaguey se hicieron estudios de comunidades rurales con resultados que demostraron el cambio hacia el interior de esas comunidades. El Trabajo Comunitario Integrado puede entenderse como aquel que realizan todos los actores formales e informales en una comunidad determinada a partir de identificar las necesidades sentidas de la población. Es aquel en que se involucra a todos aquellas organizaciones políticas, sociales, etc., con el interés de aunar voluntades para el mejor desenvolvimiento de la comunidad.

El trabajo comunitario integrado se caracteriza por:

• Organizar y movilizar a la comunidad propiciando su participación en la identificación, toma de decisiones, elaboración y ejecución de soluciones a problemas, dando respuestas a necesidades de la propia comunidad, el mejoramiento de la calidad de vida, a partir de sus propios recursos humanos, materiales, físicos y espirituales.

• Desarrollar relaciones de colaboración y ayuda mutua entre sus miembros; entre distintas comunidades y entre la comunidad y la sociedad en general.

• Reforzar el sentimiento de identidad cultural como vía de valoración y apropiación de lo universal, lo nacional y lo local frente a las tendencias globalizadoras.

• Propiciar la expresión e intercambio de ideas y opiniones entre los miembros de la comunidad, favoreciendo la comprensión y explicación crítica de la situación actual y perspectiva de su comunidad y del país, así como la importancia de cada uno en su desarrollo.

• Crear expectativas objetivas y positivas de desarrollo social y personal que contribuyan al bienestar y equilibrio emocional de las personas que viven en la comunidad como factor que impulse su participación social activa.

En el Programa de Atención al Adulto Mayor se plantea:

"La favorable estructura sociopolítica en el país constituye un potencial de ayuda para acondicionar todas estas premisas en un nuevo programa, que además de contemplar todo lo anterior fuera capaz de asegurar la participación activa de la familia, la comunidad y las organizaciones políticas y no gubernamentales en un trabajo colectivo donde el protagonista principal fuera el adulto mayor." (J.C. CONTEL,2014).

Se reconoce que este grupo poblacional puede ser, y en efecto lo es, un elemento aglutinador en la comunidad, donde puede ocupar un espacio especial en el desarrollo de valores que la comunidad identifica como necesarios fomentar.

En Cuba la pirámide poblacional se ha transformado con gran rapidez, se ha incrementado la expectativa de vida elevándose a 75 años, se plantea que es uno de los países más envejecidos de América Latina. La magnitud alcanzada en este orden constituye un elemento a tener en cuenta por cuanto es en la Tercera Edad donde el individuo necesita ser reconocido en cuanto a su valía como ser humano, siendo útil y productivo. Precisamente es aquí donde desempeña un rol determinante en el desarrollo de valores. Pasa a ser el sabio de la comunidad. (ALCOLEA B. S,2007).

La experiencia de trabajo durante varios años en la Cátedra de la Universidad del Adulto Mayor, nos demostró el potencial humano con que se podía desarrollar el proceso de educación en valores humanos hacia la comunidad, sin pretender lograr una profundidad científica a niveles de un centro de educación superior. Se trasmite a través de las clases que se imparten, los elementos esenciales de la problemática, es decir, qué son los valores humanos, la educación en valores, cómo realizar un diagnóstico comunitario identificativo de los intereses y necesidades de la cuadra, de las organizaciones de masas como los Comités de Defensa de la Revolución (CDR), o de la Federación de Mujeres Cubanas (FMC). Se les prepara para diseñar las acciones educativas, etc. Existen resultados en esta dirección. Se han formado equipos en las aulas de la cátedra que han presentado trabajos para defender su evaluación final, con calificaciones sobresalientes, se han vinculados a escuelas cercanas a su domicilio, y como muchos son dirigentes de Zona y en el ámbito de cuadra, han expresado lo importante del curso para poder orientar mejor el trabajo e ir acercando a los jóvenes y niños a las diferentes tareas. Se valora el cambio conductual que se aprecia en los participantes de la experiencia.

La Educación en Valores Humanos es un proceso que tiene grandes posibilidades de materializarse hacía la comunidad con el trabajo del adulto mayor vinculado a los grupos de trabajo comunitario integrado. El trabajo comunitario integrado encuentra un portador material en los adultos mayores en cada área de residencia. El trabajo comunitario integrado contribuye a elevar la autoestima y la calidad de vida y el sentirse útil en las personas de la tercera edad al demostrarse a sí mismo que puede y debe contribuir a pesar de sus años con el desarrollo espiritual de nuestra sociedad.

Es importante que en la atención al anciano estén integrados diversos profesionales para lograr un balance justo en la calidad de vida de los adultos mayores. Siendo el humano un ser completo, hay que integrar a los equipos multidisciplinarios profesionales en las ciencias sociales para poder dar una opción de trabajo acorde a las necesidades de cada individuo, en este marco podemos involucrar en ello al Trabajo Social.

El profesional en Trabajo Social por el hecho de pertenecer a una profesión humanística, debe poner en práctica sus conocimientos adquiridos, teniendo en cuenta la ética como profesional de la rama de las ciencias sociales, obtenido durante su formación y experiencia para la atención adecuada de la población adulta mayor, tomando en cuenta las necesidades e intereses propios de la etapa de la vejez, que le permitan brindar una atención integral que responda a las necesidades del adulto mayor y expectativas de esta población; por lo que de acuerdo a sus conocimientos el/la Trabajador Social es un ente activo, dispuesto y participativo que pone a disposición de los usuarios su atención, para tratar de optimizar y modificar estilos de vida; así mismo busca orientar, proponer y proveer atención integral que este centrada en aspectos psicosociales, familiares, grupales y de promoción humana.

La calidad de vida no solo compete al ámbito de la salud, el bienestar económico o variables objetivas y medibles cuantitativamente (nivel de educación, nivel de ingresos, por ejemplo), sino que también incluyó en gran medida lo que los mismos adultos mayores consideran una buena calidad vida desde el punto de vista subjetivo. Puede ser que efectivamente una persona esté viviendo condiciones de precariedad (jubilaciones bajas, enfermedades crónicas, por ejemplo) y percibir que su calidad de vida es buena, porque existen otros componentes, lo que podemos calificar como sentimientos subjetivos, que la hacen percibir que su calidad de vida no pasa por una cuestión material solamente, sino que también la componen las relaciones que entabla con los de su misma edad, los vínculos afectivos con la familia, la capacidad de autovalerse por sí mismo, ser valorado por la sociedad. Situaciones que han llevado, según la revisión de antecedentes sobre calidad de vida a la valoración de la salud y la enfermedad más desde una perspectiva física (ORELLANA G,2011).Poco desde dimensiones subjetivas del ser humano que hacen parte fundamental del mismo. Es por esta razón, que es de vital importancia el estudiar que sentido tiene para el adulto mayor institucionalizado el concepto de calidad de vida, puesto que este no es tenido en cuenta como actor y gestor principal de su vida

Teniendo en cuenta, que los cambios en nuestra sociedad requieren de una serie de modelos a nivel de intervención, que puedan responder a la forma de actuar de la familia, medio social y las instituciones y profesionales dedicados al cuidado de la vejez. Lo más saludable sería buscar un marco legal y organizativo en el cual las familias e implicados en el acompañamiento del adulto mayor puedan direccionar acciones para el bienestar del mismo.

MATERIAL Y MÉTODO

Se realizó un estudio observacional descriptivo transversal con el objetivo de describir el comportamiento de algunas variables relacionadas con la calidad de vida geriátrica del CMF No. 5 del Área de Salud de Tamarindo, Municipio Florencia en el periodo comprendido de junio 2018 a mayo 2019.

El universo de estudio estuvo formado por el total de pacientes comprendidos en las edades de 60 y más años (194 pacientes) pertenecientes a dicho CMF. La muestra coincide con el universo.

Criterios de inclusión:

- Hombres y mujeres mayores de 60 años.
- Pacientes que deseen participar en la investigación.

Criterios de exclusión:

- Pacientes negados a participar en la investigación.

Criterios de salida:

- Migración
- Fallecimiento.

Procedimiento:

A cada paciente se le dio la explicación detallada del estudio y estando de acuerdo con el mismo firmaron el Consentimiento Informado (anexo 1). Se realizó una guía de encuesta (anexo 2), la cual fue validada por la autora, y donde se recogieron los datos necesarios y esenciales de acuerdo con las variables en estudio, al igual que la revisión y recolección de datos de interés de las Historias Clínicas Individuales.

Variable	Tipo	Operacionalización		Indicador
		Escala	Descripción	
Edad	Cuantitativa discreta	60+	Según edad.	Número y porciento según edad.
Sexo	Cualitativa nominal dicotómica	Masculino Femenino	Según sexo biológico	Número y porciento según sexo biológico
actividad física	Cualitativa nominal dicotómica	Suficiente Insuficiente	Según suficiencia	Número y porciento Según color de la piel
alimentación	Cualitativa nominal dicotómica	Adecuada Inadecuadas	Según adecuación	Número y porciento Según adecuación
hábitos tóxicos	Cualitativa nominal politómica	Tabaquismo Cafeína Alcoholismo	Según hábito toxico	Número y porciento Según hábitos tóxicos
descanso	Cualitativa	Sí	Según	Número y

	nominal dicotómica	No	descanso	porciento
				Según descanso
Enfermedades asociadas	Cualitativa nominal politómica	Hipertensión Arterial Diabets Mellitus Trastornos Psiquiátricos Cardiopatías Neoplasias	Según tipo de enfermedad	Número y porcientos según enfermedad

DIMENSIONES E INDICADORES.

Métodos teóricos a utilizar.

- Análisis-síntesis: Para la interpretación y resumen de los contenidos tanto de la revisión bibliográfica como de los resultados de la investigación.

- Inductivo-deductivo: Para realizar inferencias lógicas sobre los contenidos de la investigación.

- Histórico-lógico: Para seleccionar la información de mayor valor que permita sistematizar conocimientos sobre los factores de riesgo de la calidad de vida geriátrica.

- De lo abstracto a lo concreto pensado: Para la elaboración de las definiciones fundamentales que permitirán explicar los resultados de la investigación.

Los métodos empíricos utilizados fueron:

- La encuesta: para recoger los datos referentes relacionados con los factores de riesgo de la calidad de vida geriátrica.

.

- Análisis documental: para obtener información sobre los criterios de otros autores sobre el tema, para la fundamentación teórica de la investigación y para recolectar la información de la Historia Clínica Individual y Familiar de los pacientes en estudio.

Métodos de procesamiento de la información y técnicas utilizados.

Para ello se emplearon los métodos de la estadística descriptiva. Los datos fueron organizados, clasificados y resumidos adecuadamente para un mejor análisis de la información obtenida y se transcribieron a un modelo de datos con las variables y categorías definidas. Para el procesamiento de la información se utilizaron los cómputos matemáticos.

Los resultados se reflejaron de forma tabular para facilitar su análisis e interpretación, compararlos con otros autores así como arribar a conclusiones y recomendaciones. Se utilizó el porcentaje y los números absolutos como medidas de resumen.

Los datos se manejaron con discreción profesional y se utilizaron escalas cuanticualitativas.

Aspectos éticos

En todo momento se tuvo en cuenta el consentimiento y la cooperación voluntaria de los pacientes para la recogida de información, cumpliendo los principios de la ética médica socialista.

ANALISIS Y DISCUSION DE LOS RESULTADOS.

Tabla 1: Distribución de adultos mayores según sexo y grupo de edades.

Grupo de edades (años)	Masculino		Femenino		Total	
	No.	%	No	%	No.	%
60-64	27	13,91	15	7,73	42	21,64

65-69	35	18,04	23	11,85	60	29,89
70-74	12	6,18	11	5,67	23	11,85
75 y Más	42	21,64	29	14,94	71	36,58
Total	116	59,77	78	40,19	194	100

Fuentes: Encuesta e Historia Clínica familiar.

En tabla 1 se puede observar que de una muestra de 194 adultos mayores, el sexo masculino predominó con 116 pacientes para un 59,77%, siendo el grupo de edad comprendido entre 75 y más años el de mayor frecuencia con 71 pacientes para un 36,58% del total de encuestados, y dentro de este predominaron los hombres con 42 encuestados lo que representó el 21,64% del total de hombres estudiados.

Según numerosos estudios con el envejecimiento del organismo humano se producen una serie de modificaciones en cuanto a su calidad de vida. Este implica cambios biológicos, psicológicos y sociales que son inevitables y que ocurren como consecuencia del paso del tiempo. En el proceso del envejecimiento la alteración fundamental del organismo es la pérdida de adaptabilidad .La reserva fisiológica de los diversos órganos y sistema esta disminuida. (CEPDE,2004.)

Según Jiménez el hecho de que la población anciana vaya en aumento deriva en la necesidad de que se desarrollen planes de acción para la atención adecuada y necesaria en el ámbito de la salud, en lo social y en lo económico. La calidad de vida no sólo está enfocada a evaluar este aspecto, sino que también se incluyen los factores sociales, económicos y personales. Por otro lado, no todas las personas viven la vejez de la misma manera, pues su funcionamiento durante ésta se encuentra relacionado con las acciones y omisiones que cada persona realiza durante el transcurso de su vida; es decir, "la vejez se construye desde la juventud". Así, a pesarde que el proceso de envejecimiento es normal, natural e inevitable, puede tener distintos resultados. (JIMÉNEZ JJ.2004)

El garantizar una vida de calidad a las personas mayores es un nuevo reto que seguirá cobrando importancia en el contexto de la cooperación internacional y en las agendas nacionales en la mayoría de los países durante las próximas décadas. Por ende,es urgente reflexionar sobre la calidad de vida que se quiere tener en la vejez y tomar medidas encaminadas a proteger la salud y bienestar en el futuro..

Tabla 2: Distribución de adultos mayores según actividad física.

Actividad Física	No.	%
Suficiente	66	34,02
Insuficiente	128	65,97
Total	194	100

Fuentes: Encuesta e Historia Clínica familiar.

En tabla 2 se muestra que del universo de adultos mayores (194), el 65,97% realizaban actividad física insuficiente y solo el 34,02 % (66 pacientes) realizaban actividad física suficiente.

La actividad física se reduce con la edad y constituye un indicador de salud. La reducción del repertorio motor, junto a la lentitud de los reflejos y descenso del tono muscular en reposo, entre otros factores, provocan descoordinación y torpeza motriz. La inmovilidad e inactividad es el mejor agravante del envejecimiento y la incapacidad de tal forma que, lo que deja de realizarse, fruto del envejecimiento pronto será imposible realizar. El ejercicio físico tiene una incidencia específica sobre los sistemas que acusan la involución retrasando la misma de forma considerable, previniendo enfermedades y contribuyendo a mantener la independencia motora y sus beneficios sociales, afectivos y económicos. (COSTIL, D,1998)

Según Izquierdo el envejecimiento conlleva una serie de cambios a nivel cardiovascular, respiratorio, metabólico, músculo esquelético y motriz, que reducen la capacidad de esfuerzo y resistencia al estrés físico de los mayores, reduciéndose así mismo su autonomía y calidad de vida y su habilidad y capacidad de aprendizaje motriz. La actividad física se reduce con la edad y constituye un indicador de salud. La reducción del repertorio motriz, junto a la lentitud de los reflejos y descenso del tono muscular en reposo, entre otros factores, provocan descoordinación y torpeza motriz. La inmovilidad e inactividad es el mejor agravante del envejecimiento y la incapacidad de tal forma que, lo que deja de realizarse, fruto del envejecimiento pronto será imposible realizar. (IZQUIERDO, M, (1998))

El ejercicio físico tiene una incidencia específica sobre los sistemas que acusan la involución retrasando la misma de forma considerable, previniendo enfermedades y contribuyendo a mantener la independencia motora y sus beneficios sociales, afectivos y económicos . Se sabe que la actividad física declina con la edad, parte es por lo biológico pero gran parte es por la reducción de la actividad, bastante común entre gente de edad avanzada y en cierta medida causada por factores sociales que dejan la actividad física y el deporte para gente joven, por lo tanto no reciben más que desaliento en tal sentido.

Tabla 3: Distribución de adultos mayores según hábitos alimenticios.

Alimentación	No.	%
Adecuada	79	40,7
Inadecuada	112	57,7
Total	194	100

Fuentes: Encuesta e Historia Clínica familiar.

En tabla 3 se observa que 112 adultos mayores mantienen una alimentación inadecuada lo que representa el 57,7% y el 40,7 % tienen una alimentación adecuada (79 pacientes).

Según Zulueta pese a que los factores genéticos juegan un papel determinante en la expectativa de vida, la dieta y la nutrición contribuyen decisivamente a aumentar la calidad de vida de los mayores, y a prevenir y tratar numerosas enfermedades que les afectan. Una alimentación adecuada contribuye a preservar a las personas mayores de la pérdida de tejidos y funciones orgánicas, de enfermedades crónicas degenerativas. Aunque el nivel de actividad de las personas mayores es menor su tipo de alimentación no debe ser menor, sino, diferente. Necesitan más nutrientes que las personas jóvenes por lo que es muy importante asumir una dieta sana y equilibrada. Para ello deben: preparar platos sabrosos de fácil masticación que ayuden a despertar el apetito de la persona mayor ,reducir el consumo de alimentos ricos en grasa saturada. ,consumir grasas cardiosaludables, preferentemente aceite de oliva virgen y omega 3, moderar la ingesta de sal y apostar por los alimentos bajos en sodio, sustituyendo el aderezo por especias, limón , los hidratos de carbono deben ser la base de la alimentación productos de los cereales, la pasta, legumbres y los arroces. (ZULUETA M,2010).

Una correcta nutrición es de suma importancia puesto que un cuerpo bien alimentado contribuye a fortalecer a la persona ante posibles infecciones, además de prevenir enfermedades que no harían sino complicar las enfermedades, favoreciendo el aumento de hospitalizaciones. Por otra parte, los alimentos aportan, entre otras cosas, la energía necesaria para llevar a cabo incluso el sencillo acto de respirar.

Tabla 4: Distribución de adultos mayores según hábitos tóxicos.

Hábito Tóxico	No.	%
Tabaquismo	58	29,8
Alcoholismo	22	11,34
Cafeína	114	58,7
TOTAL	194	100

Fuentes: Encuesta e Historia Clínica familiar

En tabla 4 se puede apreciar que del total de adultos mayores 114 pacientes consumen café (58,7 %), tabaco 58 pacientes (29,8) y alcohol 22 pacientes (11,34 %).

La cafeína pasa a la sangre a través de la mucosa del estómago e intestino, y se elimina rápidamente y sin modificación por la bilis y la orina, de ahí su efecto tan irritante sobre la vejiga e intestino. Su acción sobre el sistema nervioso se produce por elevar considerablemente las sustancias llamadas neurotransmisores, que transmiten la excitación nerviosa de una neurona a la otra, y su peligrosidad estriba en que esa elevación ocurre a expensas del mecanismo de *gasto anticipado*, es decir, que los neurotransmisores almacenados para una semana pueden consumir se en un día y después vendrán muchos días de carencia que explican lo que en estos tóxicos se llama *efecto de rebote*, caracterizado por notable falta de ánimo y somnolencia. (CONDE LÓPEZ V, 1988)

Según Becoña E. el tabaco actúa también elevando la cantidad de neurotransmisores, en forma similar al café, pero al mismo tiempo disminuye la circulación de la sangre por el cerebro y corazón y bloquea los impulsos nerviosos de la médula espinal (parte del sistema nervioso que se extiende por el canal existente en la columna vertebral y donde radican centros nerviosos muy importantes para el normal funciona miento sexual). Este fue precisamente uno de los mecanismos que explicaban la "inexplicable" dificultad que trajo a consulta al paciente con quien comenzamos este capítulo. Todos estos efectos se determinan por la nicotina que se encuentra en proporción aproximada al 1 ó 2,5 % del peso del tabaco. Está demostrado que entre los fumadores hay casi tres veces más úlceras gástricas y duodenales que entre los no fumadores y algo similar ocurre con el cáncer gástrico. Otro aspecto poco valorado por la población general es la halitosis (mal aliento) del fumador, en la cual no solamente realiza una función el olor muy desagradable del tabaco y otros productos tóxicos acumulados en las vías respiratorias, sino también las infecciones secundarias que se producen en las encías debido a las pocas defensas de esos tejidos ante las infecciones provocadas por la reducción de la llegada de la sangre a ellos por la acción de la nicotina (contracción notable sobre las pequeñas arterias que los nutren). (BECOÑA E,1991).

Está demostrado que el alcoholismo como enfermedad disminuye en 12 años la esperanza promedio de vida de la población . El alcohol actúa sobre las glándulas suprarrenales y hace que éstas produzcan sustancias que determinan un notable aumento de la presión arterial. A diferencia del café y el tabaco, el alcohol modifica la personalidad de quien lo consume en exceso y afecta de forma importante su conciencia, que es en definitiva la función psíquica exclusiva del ser humano y que le permite darse cuenta de lo que ocurre en cada momento de su vida (mientras está despierto) y comportarse en forma apropiada ante cada situación (DIEZ MANRIQUE J,1987).

Nuestra población seguramente se llevaría las manos a la cabeza si conociera la cantidad de medicamentos tranquilizantes y favorecedores del sueño, que son utilizados en personas cuya única indicación adecuada sería suspender el consumo de café. En estos casos en que se emplea la medicación para controlar las molestias que produce el tóxico sería como tratar de eliminar una mala hierba cortando sus ramas y dejando la raíz con toda su fuerza. Por la misma razón apuntada, las personas que padezcan alguna enferme dad psiquiátrica deben evitar el consumo de café, ya que éste actúa justamente en forma contraria a como lo hacen los medicamentos psiquiátricos y eliminaría, por tanto, sus efectos terapéuticos.

Tabla 5: Distribución de adultos mayores según régimen de descanso.

Descanso	No.	%
Sí	91	46,9
No	103	53,09
Total	194	100

Fuente: Guía de Encuesta.

En tabla 5 se ilustra que el 53,09 % no tienen un régimen de descanso adecuado y el 46,9 % si lo tienen.

El descanso es una parte esencial para conseguir una calidad de vida correcta. Estamos genéticamente predispuestos a dormir entre 7 y 9 horas al día , por lo que si duermes más o menos horas, te perjudicará la salud. Así mismo, durante cualquier etapa de la vida, dormir refuerza tu sistema inmunológico. Envejecer es un proceso natural por el cual todos pasamos antes o después, y al igual que el paso a cualquier otra etapa de la vida, lleva consigo cambios a nivel físico y mental.(ADAMSON P,1997)

Rodríguez Salas JL plantea que el descanso es fundamental para que las personas mayores puedan llevar un ritmo de vida adecuado a su edad, y disfrutar de su familia, amigos y aficiones. Una de las creencias sobre el descanso en personas mayores, es pensar que necesitan dormir más horas que los adultos, sin embargo una investigación realizada por la Facultad de Medicina de la Universidad de Boston, confirma rodo lo contrario. Se ha demostrado en esta investigación, que dormir más de 9 horas cuando se entra en la 3ª edad, puede tener efectos cerebrales contraproducentes. Estas personas tienen el cerebro más pequeño, y aumentan sus probabilidades de padecer Alzheimer. La clave para mantener un cerebro sano y activo, es descansar entre 7-8 horas al día, pero a partir de los 60 años hay estudios que demuestran que las personas mayores duermen menos horas debido a la reducción de los niveles de melatonina (hormona que regula el ciclo del sueño). Además de la reducción de la hormona del sueño, existen otros factores fisiológicos, psicológicos y ambientales que afectan a la calidad del sueño.(RODRÍGUEZ SALAS JL,1996)

Realizar actividades nocturnas o hasta altas horas de la madrugada, cambia el horario normal, y puede provocar alteraciones del sueño. Es normal el uso de varios fármacos para tratar y controlar enfermedades asociadas a la edad. La combinación de estos fármacos puede alterar seriamente la calidad del sueño, y provocar períodos de insomnio. Ingerir grandes cantidades de comida antes de ir a dormir, así como el consumo de bebidas estimulantes o de alcohol, puede interferir directamente en la capacidad del sueño. Los problemas asociados con hacerse mayor, como la jubilación, la familia, o el deterioro físico, pueden producir casos de estrés y ansiedad que afectan directamente al descanso de las personas mayores.

Tabla 6: Distribución de adultos mayores según enfermedades asociadas.

Enfermedades	No.	%
Cardiopatías	9	50
Diabetes Mellitus	5	27,77
Trastornos Psiquiátricos	2	11,11
Hipertensión Arterial	6	33,3
Neoplasias	1	5,55

Fuente: Guía de Encuesta.

La tabla 6 exhibe que 9 pacientes (50%) padecen de Cardiopatías, 6 pacientes (33,3%) Hipertensión Arterial y 5 pacientes (27,77) de Diabetes Mellitus.

Se sabe que con la edad se reduce la capacidad contráctil del músculo cardiaco, por lo que no toleran las frecuencias cardiacas altas. Metabólicamente hay alteraciones relacionadas con la edad, como la tolerancia a los niveles de glucosa que es menor, la actividad tiroidea puede estar disminuida lo que hace que el "anciano" tolere menos las alteraciones de la temperatura. Se presenta un cambio en el tejido colágeno que hace que los tendones y ligamentos aumenten su dureza o rigidez, por lo tanto se es más propenso a lesiones asociadas al esfuerzo excesivo y hay mayor incidencia de enfermedades cardíacas. (PASCUAL, LUGO,1992)

La hipertensión arterial es el mayor factor de riesgo de enfermedades cardiovasculares y es responsable de 9,4 millones de muertes anuales en el mundo. Esta enfermedad afecta a uno de cada tres adultos, y es el principal factor de riesgo de enfermedad cardiovascular", coincidieron profesionales argentinos, durante la presentación del informe. La Organización Mundial de la Salud estima que aproximadamente el 40 % de los adultos mayores de 25 años de edad en el mundo tiene la presión elevada (MARTÍNEZ C,1999).

La diabetes mellitus de tipo 2 (DM2) ha sido catalogada como una de las muchas nuevas epidemias del siglo XXI, tanto por su creciente magnitud como por su impacto negativo en la enfermedad cardiovascular. Es evidente que la atención al anciano diabético representa un importante problema de salud pública; por ello los distintos especialistas que la asisten durante el proceso de la enfermedad deben conocer las peculiaridades de esta, para así mejorar su vigilancia global desde las medidas preventivas, que incluyen el diagnóstico y tratamiento, hasta las complicaciones.
En las personas mayores la DM2 presenta un sin número de características diferenciales que conducen a consideraciones específicas, por lo cual los objetivos deben ser, más que nunca, individualizados y se debe incorporar la opinión del paciente en las decisiones. Aunque las opciones terapéuticas son las mismas que se emplean en personas más jóvenes, las metas son claras, diferentes y no estarán fundamentadas en aumentar la expectativa de vida, sino en desarrollar su calidad.(CASANOVA MORENO M DE LA C,2015)

Los adultos mayores tienden a tener más complicaciones debido al mayor riesgo de enfermedades concomitantes, como las enfermedades cardiovasculares, el Cáncer de Pulmón, la Diabetes, la Enfermedad Renal Crónica, la Depresión y la Osteoporosis, y todas ellas contribuyen a la elevada mortalidad . De ahí la labor de promoción y educación para la salud que deben desarrollar los médicos de familia en términos de ejercitación física.

CONCLUSIONES

La satisfacción de las necesidades de la especie humana, es lo que condiciona la llamada "Calidad de Vida" y esta es, a su vez el fundamento concreto de bienestar social y estado de salud. La calidad de vida es un proceso multifactorial que tiene un carácter primario individual y subjetivo y teniendo como resultante el estado de salud de cada individuo en particular, más el estado de satisfacción de su vida, que él percibe y desea. Se concluyó que, el grupo de edad que predominó, fue el de 75 años y más, el sexo que más repercutió fue el masculino, en cuanto a actividad física el mayor porciento la realizaban de forma insuficiente, según hábitos alimenticios en su mayoría mantienen una alimentación inadecuada, referente a hábitos tóxicos más de la mitad de la población en estudio consumen café,   en cuanto a régimen de descanso, de forma general la población descansa poco y dentro de las enfermedades asociadas la más incidida fue la Cardiopatía.

RECOMENDACIONES:

Basándonos en los resultados de este trabajo se recomienda:

1- Realizar estudios con una población más amplia de pacientes para elevar la calidad de vida de los adultos mayores del Municipio Florencia.
2- La divulgación de este trabajo para que se conozcan los resultados del mismo.

BIBLIOGRAFÍA

1. Programa de atención integral al adulto mayor. (Monografía en Internet) Citado 4 de febrero/2009- Disponible en: http://www.sld.cu/instituciones/gericuba/paamc/ndex.htm.

2. Jiménez JJ. 2014 *Prioridades en las investigaciones gerontológicas para soluciones prácticas al envejecimiento en la región.* (monografía en Internet) Disponible en http://www.sld.cu/sitios/gericuba/tema.php?idu=17046.

3. Valdivia Lama J. 2015.*Síndromes geriátricos. Características de presentación de las enfermedades en el adulto mayor.* Revista Diagnóstico. 42(2): 26.

4.Chan ED, Welsh C. 2014. *Geriatric Respiratory Medicine.* Chest.;114:1704–33.

5.Tolep K, Kelsen SG. 2012. *Effect of aging on respiratory skeletal muscle.* Clin Chest Med.14:363–78.

6.Debigaré R, Maltais F. 2014.*The major limitation to exercise performance in COPD islower limb muscle dysfunction.* J Appl Physiol.;105:751–3.

7. Pitta F, Troosters T, Probst VS, Spruit MA, Decramer M, Gosselink R. 2012.*Physicalactivity and hospitalization for exacerbation of COPD.*Chest.;129:536–44.

8. Barnato AE, Albert SM, Angus DC, Lave JR, Degenholtz HB. 2011 *Disability amongelderly survivors of mechanical ventilation.* Am J Respir Crit Care Med.;183:1037–42.

9. Roig M, Eng JJ, MacIntyre DL, Road JD, FitzGerald JM, Burns J, et al. 2013. *Falls in people with chronic obstructive pulmonary disease: an observational cohort study.*Respir Med.;105:461–9.

10.Balami JS, Packman SM, Gosney MA. 2015 .*Non-invasive ventilation for respiratoryfailure due to acute exacerbation of COPD in older patients.* Age & Ageing.;35:5–9.

11. Katsura H, Kanemaru A, Yamada K, Motegi T, Wakabayashi R, Kida K. 2014.*Long-termeffectiveness of an inpatient pulmonary rehabilitation program for elderly COPD patients: comparison between young-elderly and old-elderly groups.* Respirology.;9:230–6.

12. Amigo, Erazo, Oyarzún, Bello y Peruga, 2006; Rennard & Farner, 2013).

13. López AD, Shibuya K, Rao C, Mathers CD, Hansell AL, Held LS, et al. 2012. *Chronic obstructive pulmonary disease: current burden and future projections.* Eur RespirJ.;27:397–412.3.

14. Medina C. 2015.*Enfermedad Pulmonar obstructiva Crónica: un desafío para el nuevo milenio.* Revista Medica Electrónica.; 29(1):12-14.

15. Organización panamericana de la salud. 2014. *Aspectos clínicos en la atención del envejecimiento.* Washington, D.C. Fundación Novartis. 2-4.

16. Roca Goderich,Reinaldo. 2002.*Temas de Medicina Interna.La Habana*: Editorial Ciencias Médicas;

17.J.S. Balami,S.M. Packman,M.A. 2016.*GosneyNon-invasive ventilation for respiratory failure due to acute exacerbation of COPD in older patientsAge & Ageing*, 35 , pp. 5-9 http://dx.doi.org/10.1123/japa. 0029Medline

18.https://es.wikipedia.org/wiki/Enfermedad_pulmonar_obstructiva_cr%C3 %B3nia

19..*Global Initiative for Chronic Obstructive Lung Disease. Global strategy for the diagnosis, management, and prevention of chronic obstructive pulmonary disease.* Revised 2014.

20.http://goldcopd.org/uploads/users/files/GOLD_Report_2015_Feb21.pdfh ttps://www.mayoclinic.org/es-es/diseases-conditions/copd/symptoms-causes/syc-20353679© 1998-2017 Foundation for Medical Education and Research. All rights reserved.

21.ConnollyMJ,LoweD,AnsteyK,HoskerHS,PearsonMG,RobertsCM,etal. 2015.*Admisions,to hospital with exacerbations of   chronic obstructive pulmonary disease:effect of age related factors and service organisation.* Thorax.;61:843–8.

22. Global Obstructive Lung Disease Guidelines. *Executive summary: global strategy for diagnosis,management andprevention for COPD* [consultado8 May o 2013].Disponible en:http://www.goldcopd.org

23. Chan ED, Welsh C. 2016; *Geriatric Respiratory Medicine.Chest.* 114:1704.

24. Medina C. Enfermedad Pulmonar obstructiva Crónica: 2017; *un desafío para el nuevo milenio.* Revista Medica Electrónica. 29(1):12-14. http://www.who.int/mediacentre/factsheets/fs315/es/ © OMS 2017

25F. Pitta,T. Troosters,M.A. Spruit,V.S. Probst,M. Decramer,R. Gosselink .2014.*Characteristics of physical activities in daily life in chronic obstructive pulmonary disease* Am J Respir Crit Care Med, 171, pp. 972-977 http://dx.doi.org/10.1164/rccm.200407-855OC Medline

26. S. Allen,P. Yeung,M. Janczewski,N. 2012.*Siddique Predicting inadequate spirometry technique and the use of FEV1/FEV3 as an alternative to FEV1/FVC for patients with mild cognitive impairment* .Clin Respir J, 2 . pp. 208-213 http://dx.doi.org/10.1111/j.1752-699X.2008.00063.x Medline

27 D.M. Mannino,D. Thorn,A. Swensen,F.2013. *Holguin Prevalence and outcomes of diabetes. Hypertension and cardiovascular disease in chronic obstructive pulmonary disease* Eur Respir J, 32 ., pp. 962-969 http://dx.doi.org/10.1183/09031936.00012408Medline

 28 R. Kessler,E. Stahl,C. Vogelmeier,J. Haughney,E. Trudeau,C.G. 2014.*Lofdahl Patient understanding, detection, and experience of COPD exacerbations: an observational, interview-based study Chest*, 130 , pp. 133-142 http://dx.doi.org/10.1378/chest.130.1.133 Medline

29. R. Antonelli Incalzi .2013.*Management of chronic obstructive pulmonary disease in the elderly Aging Clin Exp Res*, 16 , pp. 13-21 Medline

30 A.M. Yohannes,C.C. 2015.*Hardy Treatment of chronic obstructive pulmonary disease in older patients: a practical guide Drugs Aging*, 20 , pp. 209-228 Medline

31 R. Mahadeva, C. Atkinson, Z. Li, S. Stewart, S. Janciauskiene, D.G. Kelley.2005. *Polymers of Z alpha-1-antitrypsin co-localize with neutrophils in emphysematous alveoli and are chemotactic in vivo Am J Pathol*, 166 , pp. 377-386

32 .M. Ollero, D. Orozco, C. Domingo, P. Román, A. López, M. Melguizo,2011. *Grupo de Trabajo de la Sociedad Española de Medicina Interna (SEMI) y la Sociedad Española de Medicina Familiar y Comunitaria (semFYC) Documento de consenso: Atención al paciente Con enfermedades Crónicas Ed Mergablum.*

33 .G. Galindo, I. Cruz, J. Real, L. Galván, C. Monsó, P. Santafé .2013.*Pacientes con el diagnóstico de insuficiencia cardíaca en Atención Primaria: envejecimiento, comorbilidad y polifarmacia Atención Primaria, 43* (2013), pp. 61-68 http://dx.doi.org/10.1016/j.aprim.2013.03.021Medline

34 M.V. Castell, A. Otero, M.T. Sánchez, A. Garrido, J.I. González, M.V. Zunzunegui.2012. *Prevalencia de fragilidad en una población urbana de mayores de 65 años y su relación con morbilidad y discapacidad Aten Primaria,* 42, pp. 520-527 http://dx.doi.org/10.1016/j.aprim.2010.09.024 Medline

35 J.C. Contel, B. Muntané, L. Camp .2014.*La atención al paciente crónico en situación de complejidad: el reto de construir un escenario de atención integrada Atención Primaria,* http://dx.doi.org/10.1016/j.aprim.2014.01.013.

36 Alcolea B. S., Villamor L. J., Álvarez-Sala R.2007. *EPOC y estado nutricional.* Arch Bronconeumol. 43(5): 283-8

37. Orellana G. Ximena, M. I. Laura. 2011. *Manejo nutricional en los programas de rehabilitación respiratoria de los pacientes con enfermedad pulmonar obstructiva crónica.* Rev Chil Enf Respir.; 27: 139-143

48. CEPDE. 2004. *El envejecimiento de la población. Cuba y sus territorios.* La Habana: CEPDE.

49 .Jiménez JJ. 2014. *Prioridades en las investigaciones gerontológicas para soluciones prácticas al envejecimiento en la región*. (monografía en Internet) Disponible en http://www.sld.cu/sitios/gericuba/tema.php?idu=17046.

50.COSTIL, D AND WILMORE, J .1998. *Fisiología del esfuerzo y del deporte*. Paidotribo. Barcelona.

51.IZQUIERDO, M. 1998. *Efectos del envejecimiento sobre el Sistema Neuromuscular*. A.M.D.

52. Zulueta M. 2010.*Calidad de vida y Evaluación nutricional en adultos mayores*. 1RNC. 19 (4): 96- 106.

53.Conde López V.1988. *Epidemiología, etiopatogenia y terapéutica de las depresiones. Barcelona: Espax*.

54. Becoña E.1991. *Descenso del consumo de cigarrillos en la línea base y eficacia de un programa para dejar de fumar*. Rev Esp Drogodepend16(4):277-84.

55. Diez Manrique J.1987. *Los problemas relacionados con el alcohol en la práctica médica general*. Rev Esp Neuropsiquiatr .7(22):381-98.

56 .Adamson P. 1992.*Para la vida*. México, DF:UNICEF/OMS/UNESCO, 166-72.

57.Rodríguez Salas JL.1996. *Algunos efectos psicológicos de la tercera edad*. Rev Cubana Med Gen Integr . 12(1): 33-8.

58. PASCUAL, Lugo, M; L; Pérez, M; Noda, M.1992. *Physical exercise. The results in hypertensive patients of area 30 of the Policlínico Docente Lawson*. En: Rev. Cubana. Enfermería.

59. Martínez C, Pérez González R, Córdoba Vargas L, Santín Peña M, Macías Castro I.1999. *Programa Nacional de Prevención, Diagnóstico, Evaluación y Control de la Hipertensión Arterial.* Rev Cubana Med Gen Integr 15(1):46-88.

60.Casanova Moreno M de la C, Trasancos Delga-do M.2015. *Ancianos con diabetes mellitus de tipo 2: retos actuales para la salud pública cubana.* MEDISAN[Internet].17(8):[aprox.3p.].en:http://scielo.sld.cu/scielo.php?script=sci_arttext&pid=S1029301920130000001&lng=es.

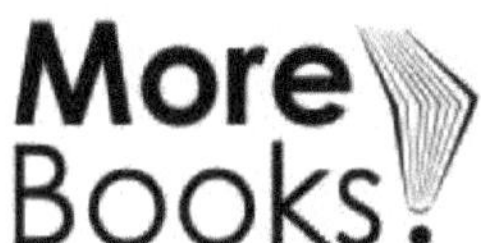

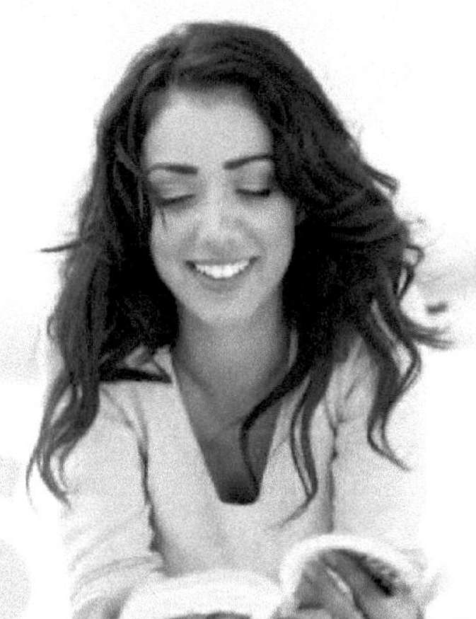

I want morebooks!

Buy your books fast and straightforward online - at one of world's fastest growing online book stores! Environmentally sound due to Print-on-Demand technologies.

Buy your books online at
www.morebooks.shop

¡Compre sus libros rápido y directo en internet, en una de las librerías en línea con mayor crecimiento en el mundo! Producción que protege el medio ambiente a través de las tecnologías de impresión bajo demanda.

Compre sus libros online en
www.morebooks.shop

KS OmniScriptum Publishing
Brivibas gatve 197
LV-1039 Riga, Latvia
Telefax: +371 686 204 55

info@omniscriptum.com
www.omniscriptum.com

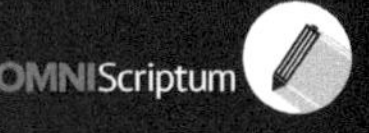

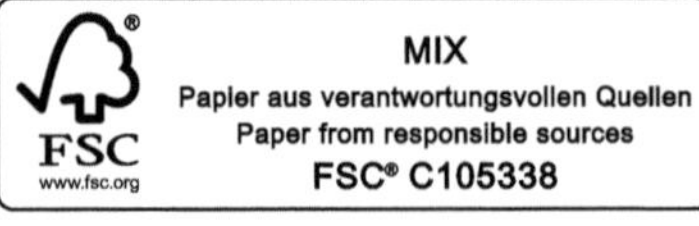

MIX
Papier aus verantwortungsvollen Quellen
Paper from responsible sources
FSC® C105338

Printed by Books on Demand GmbH, Norderstedt / Germany